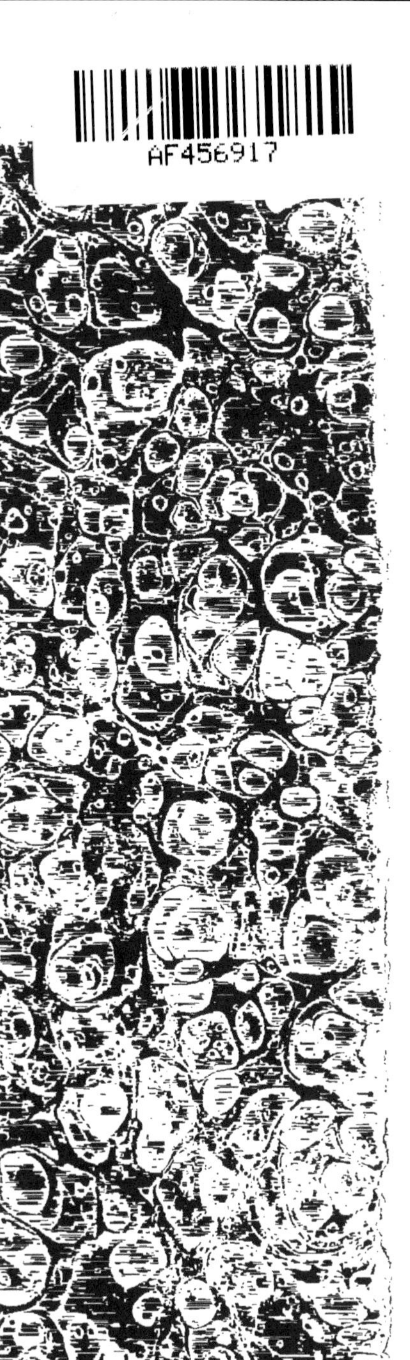

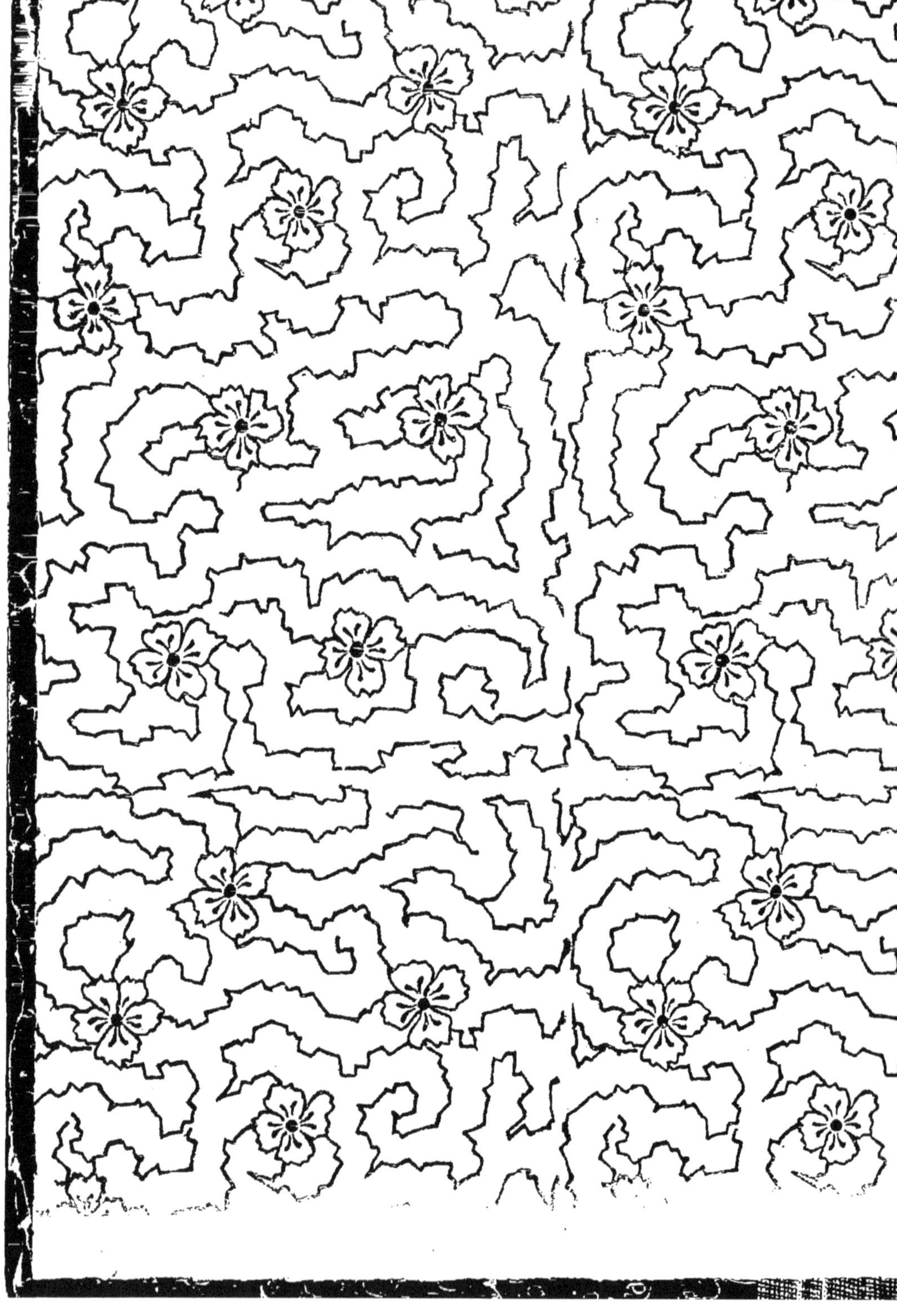

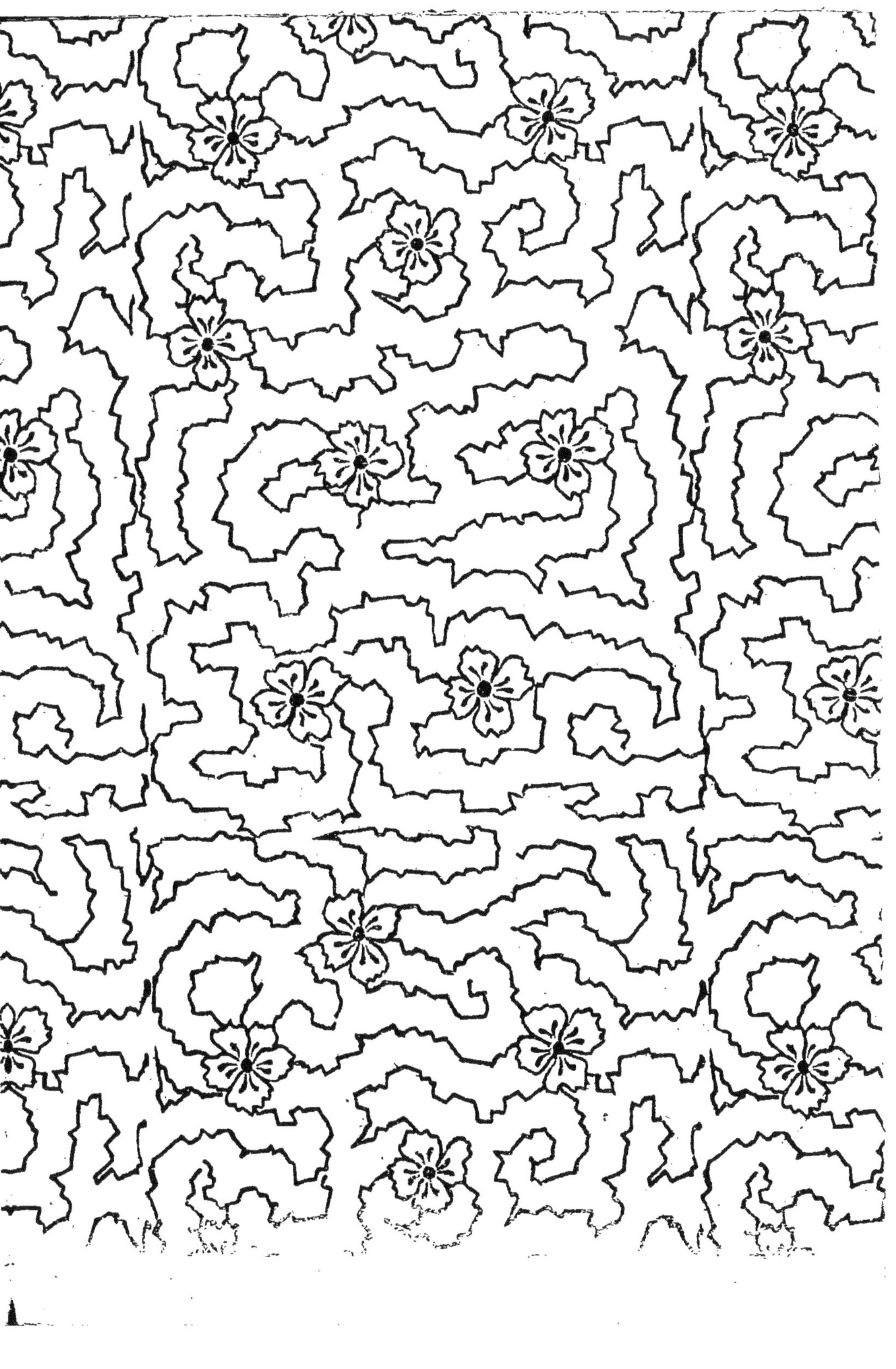

Propreté - Sobriété - Travail

MANUEL D'HYGIÈNE ÉLÉMENTAIRE

A l'usage des écoles et des familles

PAR

Le Dr Paul DEGRAVE

LAGRASSE (AUDE)

— Le bien, c'est l'être, tout ce qui le maintient, le développe, le réalise.
— Or c'est le but de l'hygiène.
— L'hygiène, c'est donc le bien.

PRÉFACE PAR M. LE Dr FORGUE

PROFESSEUR A L'UNIVERSITÉ DE MONTPELLIER
MEMBRE CORRESPONDANT DE L'ACADÉMIE DE MÉDECINE

PARIS
A MALOINE, ÉDITEUR
23-25, RUE DE L'ÉCOLE-DE-MÉDECINE, 23-25

1903

MANUEL
D'HYGIÈNE ÉLÉMENTAIRE

Propreté - Sobriété - Travail

MANUEL D'HYGIÈNE ÉLÉMENTAIRE

A l'usage des écoles et des familles

PAR

Le Dr Paul DEGRAVE

LAGRASSE (AUDE)

— Le bien, c'est l'être, tout ce qui le maintient, le développe, le réalise.
— Or c'est le but de l'hygiène.
— L'hygiène, c'est donc le bien.

PRÉFACE PAR M. LE Dr FORGUE

PROFESSEUR A L'UNIVERSITÉ DE MONTPELLIER
MEMBRE CORRESPONDANT DE L'ACADÉMIE DE MÉDECINE

PARIS

A. MALOINE, ÉDITEUR

23-25, RUE DE L'ÉCOLE-DE-MÉDECINE, 23-25

—

1903

PRÉFACE

S'il est une tendance digne d'éloges et d'encouragements, c'est celle qui pousse actuellement les esprits de nos jeunes médecins vers une œuvre de profitable éducation populaire et de vulgarisation scientifique de bon aloi. Il ne s'agit pas là d'un engouement passager, mettant les questions d'hygiène à la mode, ou d'une forme superficielle et banale, de pédagogie médicale très élémentaire. Non ; la conception est autrement haute et le but plus salutaire. Nos jeunes médecins ont mesuré, à l'hôpital, combien est grand le mal qui résulte des préjugés, des erreurs populaires. Ils ont appris qu'ils n'avaient point pour seul devoir professionnel, de guérir les malades, mais qu'ils avaient encore la mission de prévenir les maladies évitables, dont la bactériologie moderne a précisé les modes de propagation, de diriger de leurs conseils les pouvoirs publics dans la lutte contre ces fléaux que l'imprévoyance et les fautes hygiéniques entretiennent, la tuberculose, la fièvre typhoïde, la diphtérie, enfin d'instruire à tous les degrés de la société, l'individu sur les règles essentielles de la conservation de la santé.

Le petit Manuel que le Dr Degrave vient d'écrire répond à cette tendance et à ce but : il est documenté avec exactitude, disposé avec méthode, écrit avec sobriété et netteté. Je le crois capable de rendre de très utiles services aux élèves de l'enseignement primaire : les notions qu'il présente sont assez claires et assez simples pour être assimilées par de jeunes esprits. Notre ami a fait, en l'écrivant, une œuvre méritoire d'éducation populaire et de vulgarisation pratique.

Professeur FORGUE.

PRÉFACE DE L'AUTEUR

Comme son titre l'indique, notre Manuel n'a d'autre prétention que de mettre les premières notions de l'Hygiène à la portée des écoliers. L'enseignement de l'Hygiène est généralement oublié dans les écoles. On ajoute sans cesse aux programmes, on les surcharge souvent de matières sinon inutiles, du moins peu nécessaires à la majorité des élèves. Et on ne voit pas que la seule science indispensable à tous, celle qu'on peut nommer la science de la vie, l'Hygiène, ne figure sur aucun programme.

Il est de toute évidence pourtant qu'il ne suffit pas de développer les facultés intellectuelles. Une éducation complète doit s'efforcer d'aboutir à la réalisation de l'antique formule qui est d'enseigner aux élèves les moyens d'acquérir, d'accroître et de maintenir UN ESPRIT SAIN DANS UN CORPS SAIN.

Suivant une vieille image, à quoi servirait, dans un phare, de posséder la lumière la plus éclatante si on ne veillait à la bonne construction et à la solidité durable du bâtiment qui lui sert de soutien ? car si le bâtiment menace ruine ou croule, sa lumière est compromise ou anéantie.

De même les qualités d'esprit les plus brillantes sont subordonnées à l'intégrité et à la durée de notre corps.

Voilà pourquoi, dès leur enfance, les écoliers devraient recevoir l'enseignement de l'Hygiène.

C'est dans ce but que nous avons rédigé ce petit catéchisme, simple et concis, mais aussi complet qu'il peut l'être de la part d'un praticien habitué à prodiguer, sur ce sujet, les instructions sommaires les plus utiles.

Pauca sed multa.

INTRODUCTION

L'Hygiène.

> Une once de précautions préventives vaut mieux qu'un kilogramme de traitement médicamenteux.

L'HYGIÈNE est l'art de conserver la santé, de prévenir la maladie et d'éloigner l'heure de la mort. LA SANTÉ consiste dans l'intégrité et le fonctionnement parfait de tous nos organes ; elle se traduit par une sensation générale de calme et de bien-être. Santé

Dès qu'une altération survient dans un organe ou un trouble dans une fonction, l'état de santé fait place à l'état de maladie. LA MALADIE résulte de la réaction ou défense naturelle de notre organisme contre l'envahissement et le développement de l'agent Maladie morbide qui l'attaque. Cet agent est presque toujours un microbe.

Microbe LE MICROBE est un être microscopique, invisible à l'œil nu, qui est classé dans les derniers rangs de la flore végétale. Il existe plusieurs espèces de microbes, presque autant que de maladies. Ces petits êtres malfaisants sont répandus partout, dans les poussières et dans les souillures de toutes sortes, qui deviennent ainsi autant d'agents de contagion. LA PROPRETÉ est donc la base de l'hygiène puisque la propreté consiste à éloigner de nous toute souillure et par conséquent tout microbe.

Excès Mais la présence du microbe ne suffit pas pour engendrer une maladie. Il faut encore que notre organisme ne soit pas en état d'immunité. Cette immunité peut être naturelle. Elle peut être acquise comme celle accordée par la vaccine, ou, dans certaines maladies comme la fièvre typhoïde, par une atteinte antérieure.

De plus, il faut que notre corps soit affaibli, mis en état d'infériorité, de réceptivité. Les causes de cet affaiblissement sont les excès de toutes sortes, physiques, moraux ou intellectuels, y comprises les privations. LA MODÉRATION en tout est donc la seconde base de l'hygiène.

Propreté et modération sont les deux grands principes qui dominent toute l'hygiène.

PREMIÈRE PARTIE

PROPRETÉ

— Propreté engendre santé et beauté.

— La propreté est un signe de bonne éducation, de civilisation, de progrès.

Chapitre premier : *Propreté corporelle.*

Chapitre II : *Habitations, Air.*

Chapitre III : *Vêtements*

CHAPITRE PREMIER

Propreté corporelle

Toute machine exige le nettoyage fréquent de ses rouages et le rejet non moins fréquent des scories ou parties inutilisées du charbon. Le corps humain étant une machine des plus délicates, il est nécessaire de veiller à sa propreté et à l'expulsion régulière de ses matériaux de déchet ou excréments. Les soins de propreté corporelle constituent ce qu'on appelle LA TOILETTE.

La peau.

La peau n'est pas une simple enveloppe. Elle est le siège du tact, un des cinq sens qui nous mettent en relation avec le monde extérieur. C'est encore un organe qui a pour fonction de compléter la respiration pulmonaire et de contribuer surtout à maintenir toujours constante la température intérieure du corps. Au contact du froid, la peau se resserre, chassant le sang de la périphérie vers les parties centrales et l'empêchant ainsi de se refroidir. Elle lutte contre la chaleur en s'inondant de sueurs dont l'évaporation amène le refroidissement.

La peau constitue donc un organe très important. Sa relation directe et constante avec l'extérieur l'expose aux souillures de toutes sortes qui bouchent ses pores et entravent ses fonctions. Les lavages ne doivent en être que plus fréquents. Si les occupations nous empêchent de la laver chaque jour sur toute sa surface, nous devons au moins opérer ce nettoyage quotidien pour les parties les plus exposées comme les mains et la tête.

Les mains, qui touchent à tout, doivent être l'objet de soins de propreté constants. Il faut les savonner plusieurs fois par jour : au lever, avant et après le repas, puis chaque fois que nous avons touché un objet sale, contaminé, ou un individu malade. Les ongles seront coupés ras, curés et brossés.

Tous les matins le visage sera lavé. La chevelure, maintenue ni trop longue ni trop courte, plutôt courte, peignée et brossée. Les peignes, les brosses, les rasoirs et autres objets de toilette doivent être personnels, bien nettoyés, parfois même désinfectés.

Enfin des ablutions générales, froides ou tièdes suivant la saison, seront rapidement faites dans un appartement chaud, une fois par semaine. **On évitera de les faire pendant le travail de la digestion,** c'est-à-dire pendant les trois heures qui suivent le repas. Les bains de propreté ne doivent pas dépasser une température de 30 à 35 degrés ni quinze minutes de durée. Le bain froid doit être plus court, surtout le bain de mer, à moins de s'y livrer à des exercices de natation.

La bouche.

Les orifices et les cavités sont encore plus exposés que la peau. Les replis de la muqueuse buccale, les interstices des dents, les dents gâtées arrêtent au passage les particules organiques qui flottent dans l'air, des débris alimentaires, des parcelles de crachats, tant de souillures qui infectent notre bouche. Une bonne habitude consiste à savonner les dents et les gencives, le soir avant de se coucher, avec une brosse spéciale ou un linge fin. On se rince la bouche, sitôt après, avec de l'eau aromatisée par quelques gouttes de menthe.

Aucun objet sale ou suspect ne doit être porté à la bouche : doigts, ustensiles, verres, jouets, instruments de musique ; jamais de papiers, de porte-plumes, de crayons ; d'autant plus que la couleur de ces derniers objets peut renfermer de violents poisons, comme le plomb et l'arsenic.

Le nez.

Normalement l'homme respire par le nez. C'est donc par les fosses nasales que l'air doit passer avant de descendre dans nos poumons. Là, il est pour ainsi dire filtré de la plupart des impuretés qui le souillent. Les poussières s'arrêtent sur les parois tortueuses et poilues de l'intérieur du nez. Ces souillures ne sont pas entièrement expulsées en se mouchant. Les fosses nasales doivent donc être nettoyées aussi loin que possible. Dans ce but, si on renifle de l'eau ou si on fait des irrigations nasales, l'eau devra être dégourdie, c'est-à-dire un peu tiède.

Les yeux.

Le clignotement des paupières, les cils et les sourcils sont les agents de défense naturelle destinés à arrêter les corpuscules qui menacent de tomber dans l'œil. L'écoulement des larmes produit d'autre part une irrigation naturelle tendant à chasser toute poussière qui y serait tombée. Nous devons venir en aide à ces organes protecteurs en les débarrassant régulièrement, par de bons lavages, des saletés qui s'y accumulent. L'eau seule sera employée pour le lavage de l'œil ; le savon l'irrite. Le coton hydrophile, trempé dans l'eau boriquée à 4 pour 100, tiède, est le meilleur emploi pour le lavage des yeux.

Les personnes exposées aux poussières, comme les mineurs, les mécaniciens, ou aux lumières trop vives comme les verriers, doivent préserver leurs yeux au moyen de lunettes appropriées.

Les oreilles.

En dehors des soins de propreté dont doivent être l'objet les sillons et les replis du pavillon de l'oreille, le conduit auditif exige quelques précautions spéciales. **Aucun corps étranger n'y doit être introduit,** comme cure-dents, épingles, porte-plumes ; pas plus qu'aucun liquide ou trop froid, ou caustique, ou simplement irritant. Le linge humide suffit habituellement. Un fragment de coton hydrophile, humecté de glycérine neutre, chaude, introduit dans l'oreille le soir avant de se coucher, suffit le plus souvent pour ramollir les bouchons de cérumen, cette cire jaune que sécrète le conduit auditif et qui durcit parfois au point d'occasionner la surdité.

Les personnes exposées aux bruits intenses, comme les artilleurs, les chaudronniers, doivent avoir la précaution de mettre un morceau de ouate dans leurs oreilles, à l'entrée des conduits auditifs, sans l'enfoncer aucunement.

Toilette interne. Besoins naturels

Des fonctions naturelles président à la toilette interne de notre corps. Nous sommes prévenus de la nécessité d'évacuer les matières de déchet ou excréments par ce qu'on appelle le besoin : comme besoin de déféquer, d'uriner. Les besoins sollicitent de nous des efforts d'expulsion, auxquels il faut obéir. La rétention des fèces ou constipation entraîne l'inappétence, de mauvaises digestions, des maux de tête. Elle rend l'esprit chagrin, coléreux. **Une évacuation ou selle quotidienne est nécessaire pour se bien porter.** Une bonne habitude est d'aller à la selle tous les matins en se levant, avant de procéder à sa toilette. Les selles difficiles seront modifiées par un changement d'habitudes, le plus souvent alors sédentaires ; par une modification de régime alimentaire, dont on augmentera la ration végétale ; par des laxatifs.

On urine et on doit uriner plus souvent, suivant les saisons, suivant la nature et la quantité de boissons ingérées. En hiver, on urine plus souvent qu'en été parce que l'on sue moins. Il y a en effet corrélation inverse entre l'émission des urines d'une part, les sueurs et exhalation pulmonaire de l'autre. Les retards apportés au besoin d'uriner provoquent des coliques, des cystites ou inflammations de la vessie, la gravelle, la pierre.

Les orifices, par où s'échappent ces diverses déjections, doivent être lavés et entretenus dans un état continuel de rigoureuse propreté. Cette TOILETTE INTIME n'est que trop communément négligée. On ne saurait trop réagir en sa faveur contre les préjugés qui y mettent obstacle.

CHAPITRE II

Habitations. Air.

Une habitation doit être aérée. L'hygiène de l'habitation est inséparable de l'étude de l'air, de ses variations et viciations physiques et chimiques.

I. Variations physiques de l'air

Pression atmosphérique

L'air est le milieu dans lequel nous sommes plongés. Retenu à la surface du globe par la pesanteur, l'air exerce sur nous une pression, égale en tous sens. La pression atmosphérique varie en raison inverse de l'altitude. Dans nos climats, elle augmente avec les temps secs, elle baisse avec les temps humides. En ce dernier cas, nous éprouvons une sensation de gêne et de fatigue. Nos fonctions s'exécutent avec plus d'énergie quand la pression augmente.

Température de l'air

L'air s'échauffe aux dépens de la terre. Voilà pourquoi les couches de l'atmosphère sont moins chaudes à mesure que l'altitude augmente.

La terre est chauffée elle-même par le soleil. Le soleil la chauffe d'autant plus que ses rayons tombent sous une incidence moins oblique. Cette obliquite croît de l'équateur aux pôles, distance qui est mesurée par LATITUDES. Aussi les régions équatoriales sont-elles plus chaudes que les régions pôlaires, l'été plus chaud que l'hiver, les jours plus chauds vers leur milieu.

Enfin certaines causes accidentelles agissent sur la température atmosphérique. Les mers s'échauffent moins que les continents, les endroits boisés et humides moins que les terres arides et sèches, comme le Sahara.

Ces différences de température produisent dans l'atmosphère des courants qni sont les

BRISES et les VENTS. Elles suscitent la production de divers MÉTÉORES, comme brouillards, nuages, pluie, neige, grêle, tant de phénomènes qui modifient encore la température des lieux.

Toutes ces variations de température de l'air constituent les CLIMATS et les SAISONS. Elles se répercutent sur nos organes.

Danger des températures extrêmes. Humidité

Les températures excessives ou brusques entraînent la congestion de nos organes et particulièrement du cerveau. **Le danger consiste surtout à passer d'une température extrême à l'autre**. Ce passage doit s'opérer graduellement pour amener l'accoutumance ou pour mieux dire l'ACCLIMATEMENT.

L'homme possède, en effet, la faculté de maintenir sa température intérieure à un chiffre qui est sensiblement toujours le même : 37°.

Chaleurs

Il se défend contre la chaleur par la transpiration et les sueurs, dont l'évaporation le refroidit. Mais ces sueurs affaiblissent, nous rendent irritables. Il faut donc éviter les fortes chaleurs qui les provoquent. NOTRE HABITATION DOIT DONC ÊTRE FRAICHE EN ÉTÉ, BIEN AÉRÉE, OMBRAGÉE.

Humidité

Néanmoins cette habitation doit toujours être SÈCHE, à sol imperméable, bâtie sur une élévation ou un penchant, à l'abri des mauvais vents de la contrée. Pendant les chaleurs, bien qu'elle soit la plupart du temps insensible, la transpiration cutanée est continuelle. Son évaporation est d'autant plus facile que l'air est plus sec. La saturation de l'air par la vapeur d'eau annulant sa puissance d'évaporation, on comprend les malaises et les dangers que suscitent les climats et les habitations humides. Ce sont ces malaises que désigne de façon si pittoresque l'expression populaire de « sueurs rentrées ».

D'un autre côté, les COURANTS D'AIR rendent cette évaporation trop rapide. Il faut les éviter pendant le repos, et dans nos habitations.

Enfin l'humidité nous donne des rhumatismes, névralgies, bronchites.

L'homme lutte contre le froid par une activité plus grande de ses fonctions, génératrices de chaleur, comme la respiration, la circulation, l'alimentation, le travail. Si les organes sont au repos ou s'ils sont affaiblis, comme ils le sont aux deux âges extrêmes de la vie, l'homme ne peut résister aux grands froids que par le secours de quelques moyens artificiels, au nombre desquels est le chauffage. Froids

Chauffage.

En règle générale, **on ne doit faire du feu que dans un foyer en communication directe avec l'extérieur**. La combustion à découvert dans des BRASEROS, CHAUFFERETTES OU CALORIFÈRES PORTATIFS, expose à des accidents asphyxiques. LA CHEMINÉE est le plus simple et le plus salubre des appareils de chauffage. Une bonne cheminée perd sans doute les neuf dixièmes de la chaleur qu'elle produit, mais elle a le double avantage de servir au chauffage et à la ventilation des appartements. D'ailleurs ce sont surtout les pieds qui demandent de la chaleur.

On ne doit jamais chauffer la tête. Les POÊLES et les CALORIFÈRES chauffent trop, rendent l'air trop sec, dégagent plus de gaz délétères, parce qu'ils brûlent généralement, du charbon.

Le meilleur combustible, c'est le bois. Les charbons produisent plus de gaz carbonique, oxyde de carbone et autres gaz asphyxiques, qui provoquent l'anémie des repasseuses, cuisinières, et autres personnes qui en usent journellement. Leurs poussières, leurs fumées sont plus irritantes et plus nuisibles pour nos yeux, nos bronches et nos autres organes.

Eclairage.

A la question du chauffage fait suite celle de l'éclairage. L'éclairage des habitations trouve toutes ses règles d'application dans l'éclairage des écoles et ateliers, où le travail exige la vision de près.

Ecoles

Le TRAVAIL DE PRÈS fatigue la vue et favorise la myopie. Unie à ces efforts, l'inclinaison en avant de la tête et du corps entraîne la congestion du cerveau et les déformations de la colonne vertébrale. Travail de près et attitudes vicieuses s'enchaînent réciproquement. Eviter l'un, c'est écarter l'autre. Ces deux questions n'en font qu'une.

Pour empêcher la vision de près, l'éclairage d'une salle doit être SUFFISANT ; la lumière pas ÉBLOUISSANTE, et UNIFORME.

Un éclairage qui arrive par derrière est insuffisant, car le corps l'intercepte et fait ombre ; s'il vient en face, il éblouit ; s'il tombe du plafond, il éblouit encore en se réfléchissant directement sur le papier ; la main droite fait ombre, pendant l'écriture, à un éclairage placé sur la droite. De préférence, LA LUMIÈRE DOIT DONC TOMBER SUR LE COTÉ GAUCHE DES ÉLÈVES.

Sur ce côté de la salle, on percera de grandes fenêtres. Elles seront GRANDES, parce que **la lumière est le meilleur agent microbicide**, qu'elle est pour nous une source de santé et de vie. Elles seront HAUTES, parce que la lumière d'en haut est la plus uniforme. Ces fenêtres, pas plus que les lampes, ne supporteront de VERRES DÉPOLIS, car ceux-ci éblouissent.

Le soir, les lampes doivent être disposées de façon à produire un éclairage semblable. La lumière fournie par les BOUGIES et les LAMPES A HUILE est la plus hygiénique ; le PÉTROLE et le GAZ chauffent trop et dégagent trop de fumée ; l'ACÉTYLÈNE et L'ÉLECTRICITÉ éblouissent. L'intensité de leur lumière et des raisons d'économie font cependant adopter ces derniers modes d'éclairage.

Mobilier scolaire.

Attitudes vicieuses

Un bon éclairage ne suffit pas pour empêcher la vision de près. Il faut encore prévenir les ATTITUDES VICIEUSES par certains détails de construction du mobilier scolaire. L'élève sera bien assis sur un BANC assez large pour supporter toute la longueur de la cuisse. Les pieds reposeront naturellement sur une planche placée sur le sol. Le buste, posé verticalement, s'appuiera contre un DOSSIER, situé à la hauteur des reins. Le rebord inférieur du PUPITRE se terminera juste au niveau du bord antérieur du banc ; sa hauteur correspondra à celle du coude, de façon que l'avant-bras s'y pose sans effort. Enfin le pupitre sera incliné de 40 à 45 degrés sur l'horizontale pour la lecture ; de 20 degrés seulement pour l'écriture, car une plus forte inclinaison rendrait les mouvements de la main difficiles.

Caractères des Livres

Pour s'opposer à la vision de près, on veillera encore à ce que les CARACTÈRES DES LIVRES soient assez gros et suffisamment espacés.

II. — VICIATIONS DE L'AIR

1° *Respiration.*

Chimiquement, l'air est un mélange de 21 parties d'oxygène et de 79 d'azote. **Tout animal a besoin de respirer un air pur.** La respiration consiste dans l'absorption d'une certaine quantité d'oxygène et dans l'exhalation d'une quantité à peu près égale de gaz carbonique, d'une quantité plus ou moins grande de vapeur d'eau et de particules organiques. Il suit de là qu'au bout d'un certain temps l'air d'un appartement clos et habité, devient impropre à la respiration. Il prend alors L'ODEUR DE RENFERMÉ, provoque des malaises, des maux de tête, des nausées. Poussés plus loin, ces accidents entraînent L'ASPHYXIE. Voilà pourquoi les agglomérations d'individus ou d'animaux sont malsaines, et les campagnes plus salubres que les villes.

Cubage

Un appartement doit donc être assez spacieux pour renfermer la quantité d'air (20 mètres cubes par tête et par heure) nécessaire à la respiration des personnes qui l'habitent pendant tout le temps que cet appartement reste fermé.

Ventilation

On remédie au manque d'espace habituel par la ventilation ou le renouvellement de l'air. La ventilation se fait naturellement par l'ouverture fréquente des portes et des fenêtres, par leurs interstices, par des orifices spéciaux percés dans les plafonds, par les cheminées. Plus chaud et moins dense, l'air respiré tend à s'élever, et son ascension appelle l'air plus froid du dehors : c'est le TIRAGE.

Purificateur chimique de l'air.

Au dehors, la purification ou reconstitution chimique de l'air s'opère sous l'influence de la RESPIRATION CHLOROPHYLLIENNE des végétaux. Pendant le jour, les plantes décomposent le gaz carbonique de l'air, s'assimilent le carbone et dégagent l'oxygène. Le voisinage des arbres et des jardins est donc salubre. D'un autre côté, cette respiration spéciale ne s'effectuant que sous l'influence de la lumière solaire, IL EST DANGEREUX DE GARDER, PENDANT LA NUIT, DES PLANTES DANS NOS APPARTEMENTS. La respiration des plantes. pendant la nuit, se fait comme la nôtre.

2° *Poussières, ordures, émanations.*

L'air est encore contaminé par les poussières, les fumées, les émanations organiques de toutes sortes. Les habitations doivent être éloignées des usines, voiries, hôpitaux et cimetières. On évitera l'expansion et le séjournement des ordures et déjections, comme les matières fécales, les urines, les crachats, le pus. En santé comme en maladie, toutes ces matières nuisibles doivent être détruites ou enfouies dans des endroits spéciaux, LATRINES, WATER-CLOSETS, à parois étanches, largement ventilés et fréquemment nettoyés. Les CREUX A FUMIER seront établis en aval et loin des habitations.

Crachat

Le crachat est une ordure des plus dangereuses. Il sert de véhicule au MICROBE DE LA TUBERCULOSE, cette terrible maladie qui rend « poitrinaire », donne des méningites et des tumeurs blanches. Jeté sur le sol, le crachat se dessèche, se réduit en poussières. Soulevées par le vent, par le balai, par le plumeau, ces poussières flottent dans l'atmosphère, jusqu'à ce qu'elles soient respirées ou ingérées avec les aliments sur lesquels elles se déposent. Vous devinez par là le danger que présentent LES ÉTALAGES A DÉCOUVERT, sur le devant des boutiques, de comestibles destinés à être mangés crus.

GARDONS-NOUS DONC DE CRACHER PAR TERRE. Les crachats doivent être recueillis dans un vase spécial renfermant un liquide antiseptique, et non de la sciure de bois ou autre corps pulvérulent qui favorise leur dessication et leur soulèvement par le vent.

Si l'usage d'un crachoir nous est communément impossible, **prenons du moins l'habitude de cracher dans notre mouchoir.** Cette mesure est de bonne hygiène autant que de bon ton, à condition de changer fréquemment de mouchoir, de ne pas laisser traîner ces mouchoirs dans les habitations, de les ébouillanter ou lessiver le plus tôt possible. Ces précautions s'appliquent d'ailleurs à tous nos linges de corps.

Plus de balayage à sec, plus de plumeau.

D'un autre côté, supprimons l'usage du balayage à sec et du plumeau qui soulèvent trop de poussières. **Les appartements doivent être lavés, les meubles essuyés.** L'habitation hygiénique par excellence est celle où tout peut se laver : sol, murs, meubles. Les tapisseries, les rideaux, les tentures, véritables nids à poussières, sont donc contraires à l'hygiène si ces objets ne peuvent supporter le lavage ou la désinfection.

Désinfection.

De simples lavages ne suffisent pas en temps de maladie et de maladies contagieuses surtout, comme le choléra, la peste, la variole, le croup, la scarlatine, la fièvre typhoïde, la rougeole, la tuberculose. Le malade doit être ISOLÉ, dans une chambre spacieuse, souvent aérée, et ensoleillée, renfermant le moins de meubles possible. Des ustensiles personnels seront réservés à son usage. Excréments, linges, vêtements, tout, au sortir de la chambre, sera DÉSINFECTÉ, C'EST-A-DIRE SOUMIS A L'INFLUENCE **d'antiseptiques, destructeurs de microbes**. Les gardes-malades revêtiront une blouse ou un long tablier. Ils se laveront les mains dans un liquide antiseptique chaque fois qu'ils auront touché au malade.

Après un décès ou après une maladie, les appartements doivent être désinfectés. Des instructions spéciales existent à cet effet dans toutes les mairies.

Edifices publics, rues.

Toutes ces prescriptions doivent être suivies non seulement dans nos habitations privées, mais aussi et surtout dans les édifices publics, écoles, casernes, théâtres, églises, cafés, dans les voitures publiques et même dans les rues. Il est défendu de jeter des ordures dans la rue ; **nous devrions nous interdire d'y cracher**, car LE CRACHAT EST LA PLUS DANGEREUSE DES ORDURES. Pour ne pas soulever de poussières, l'arrosoir doit toujours précéder la balayeuse publique.

3° *Mouches et parasites.*

Les MOUCHES, les PUCES et autres insectes, servent souvent d'agents de contagion, en transportant, sur nous ou sur nos aliments, les germes ou microbes qu'ils recueillent au cours de leurs pérégrinations toujours malpropres. La piqûre du MOUSTIQUE peut nous inoculer les fièvres palustres. Il faut donc détruire, ou éloigner le plus possible de nos habitations, tous ces insectes parasites aussi dangereux que désagréables.

4° *Chiens.*

Il peut être malsain de trop familiariser avec les chiens. En dehors de la rage, si bien connue, les chiens sont souvent atteints d'un genre de tænia dont les œufs, ingérés par nous, peuvent se fixer dans nos organes et particulièrement dans le foie, où ils forment les KYSTES HYDATIQUES. C'est en léchant nos mains, nos ustensiles, notre vaisselle. si nous portons à la bouche ces mains et ces objets non encore lavés ou mal lavés ; c'est en déposant leurs excréments près de nos cours d'eau, puits ou sources ; c'est par les poussières, que les chiens nous communiquent les œufs de ce tænia. Si nous ne pouvons nous priver des services indiscutables de ces animaux fidèles et intelligents, veillons à leur propreté et débarrassons-les des vers intestinaux, dès que nous constatons chez eux la présence de ces parasites.

5° *Peintures, tabac.*

L'air est encore vicié par les PEINTURES FRAICHES, à base de plomb, comme la céruse ; par les PAPIERS PEINTS, LES FLEURS ARTIFICIELLES à base d'arsenic ; par la FUMÉE DU TABAC.

L'usage du tabac est bien supporté si on a la précaution de ne pas mettre ses lèvres en contact direct avec le cigare ou la cigarette, et si on n'avale pas la fumée. Produite en abondance par l'agglomération de nombreux fumeurs, la fumée du tabac rend l'atmosphère d'une habitation nuisible pour nos bronches, notre sang et tout nos organes.

A la moindre alerte, à la moindre menace soit d'indisposition, soit de maladie, l'usage du tabac doit être abandonné.

CHAPITRE III

Vêtements

Pour maintenir sa température moyenne, l'homme n'a pas seulement besoin d'un abri, il lui faut encore des vêtements. Les vêtements se divisent en linge de corps, habits proprement dits, et en vêtements intermédiaires, qui servent de soutien à ces derniers. **Aucun de ces vêtements ne doit gêner** le libre jeu de nos organes.

Ligne de corps

On appelle linge de corps les draps, les chemises, les flanelles, les tricots, caleçons, bas. Ils se fabriquent en laine, toile ou coton. Le coton est plus doux et plus perméable que la toile, propriété qui favorise les fonctions cutanées.

Le linge de corps n'est jamais trop propre, lavé, lessivé et bien séché. Le repassage offre l'avantage de compléter le séchage. L'humidité du linge, et des vêtements en général, est en effet préjudiciable à la santé, que cette humidité provienne de nos sueurs ou de mouillures extérieures.

Habits

Les habits proprement dits se font en laine, coton, fil ou soie, selon les saisons et les climats. Les plus chauds sont les habits de laine. Le port du caleçon est une bonne habitude qui préserve les jambes du contact des pantalons de laine et les met à l'abri des poussières extérieures Les COULEURS SOMBRES sont les plus chaudes parce qu'elles absorbent tous les rayons lumineux. On réserve les COULEURS CLAIRES pour les saisons et les climats chauds. La propreté des habits est entretenue par le brossage et divers autres nettoyages.

Pardessus Manteaux.

Certains habits supplémentaires, comme pardessus, pèlerines, manteaux, nous permettent, en hiver, d'éviter les brusques changements de température quand nous passons de l'air chaud de nos habitations à l'air froid du dehors.

Coiffure La coiffure doit être légère : elle doit entretenir une douce chaleur en hiver ; légère, blanche et aérée en été, elle nous préserve de l'action directe des rayons du soleil. Le froid à la tête provoque des coryzas, des névralgies, des congestions ; la chaleur brûle et congestionne au point d'entraîner des attaques d'apoplexie.

Chaussure La chaussure doit être large, à bout carré ou arrondi, à talon bien assis, pas trop haut, ELLE DOIT ÊTRE LACÉE, ce qui permet de serrer plus ou moins suivant l'état de repos, de gonflement ou de fatigue du pied. Les chaussures seront plus chaudes en hiver ; **Rien n'est plus dangereux que le froid aux pieds**. Les bottes doivent rester chaussures d'exception, destinées aux cavaliers et aux habitants ou passagers des contrées fangeuses, marécageuses ou inondées.

Ceintures Quelques vêtements intermédiaires servent de soutien aux habits proprement dits : cols, ceintures, jarretières, corsets. LEUR DÉFAUT GÉNÉRAL EST DE TROP SERRER. Aussi a-t-on remplacé avantageusement par les bretelles, les ceintures qui favorisaient la production des hernies ; par des jarretelles

les jarretières qui développaient les varices.

Quant au corset, on ne peut exiger sa suppression chez la femme. Le corset lui est indispensable pour fixer les jupes et les robes. UN BON CORSET DOIT PRENDRE SON POINT D'APPUI SUR LES HANCHES et non sur la taille. La constriction de la taille trouble et déplace les organes : estomac, foie, reins, intestins. La respiration et la circulation sont gênées. Des maladies en résultent : dyspepsies, anémie, neurasthénie et autres affections qui préparent le terrain à la tuberculose. Corset

Il y aurait beaucoup à dire sur les excentricités malsaines des vêtements chez la femme, transformés parfois en véritables instruments de torture. Nous nous contenterons de signaler le danger des ROBES TRAINANTES, vraies balayeuses qui recueillent toutes les souillures du sol. Le port de la VOILETTE est nuisible à la vue et au teint ; il engendre souvent la couperose du nez et des joues.

SECONDE PARTIE

PROPRETÉ ET SOBRIÉTÉ

— « Soyez sobres et tempérants ;
Sachez finir où l'excès commence. »

— L'excès en tout est un défaut qui raccourcit la vie.

— On déclame sur la fragilité de la vie ; il y a plutôt lieu d'admirer la longanimité avec laquelle elle résiste aux brutalités de toute nature qu'on lui fait endurer.

CHAPITRE PREMIER

Alimentation.

Toute machine en marche use ses organes et consomme du charbon. De même l'exercice de la vie entraîne des pertes continuelles que nous devons réparer. Ces moyens de réparation, nous les trouvons dans les aliments. Aliment

ON APPELLE ALIMENT TOUTE SUBSTANCE QUI, INTRODUITE DANS LE TUBE DIGESTIF, ET ÉLABORÉE PAR LUI, FOURNIT LES ÉLÉMENTS NÉCESSAIRES A LA RÉPARATION DES PERTES DE L'ÉCONOMIE. Propreté

Nos aliments doivent être entourés des soins de la plus minutieuse propreté. Il faut les mettre à l'abri des poussières et autres contaminations extérieures, comme le contact de personnes malades, d'ustensiles ou de vaisselle malpropres.

Récipients Aucun métal toxique, comme le ZINC et le PLOMB, ne doit rentrer dans la fabrication de ces objets ; le CUIVRE, sans traces de vert de gris ; L'ÉMAIL, complètement rejeté, sauf pour l'ébullition de l'eau et du lait ; la cuisson prolongée des huiles, graisses, beurres, dépassant cent degrés, fendille l'émail. Ingérés, ses fragments traumatisent le tube digestif et peuvent occasionner des entérites et des appendicites.

Repas Le besoin de s'alimenter se traduit par la sensation de la faim. L'usage, consacré par l'hygiène, a établi la règle de prendre trois repas par jour. Les enfants et les débilités en prennent un quatrième, le goûter. L'heure de ces repas doit être RÉGULIÈRE, toujours la même. Nous devons manger lentement afin d'avoir le temps de BIEN MASTIQUER et de BIEN DÉGLUTIR. Ces repas seront suffisants et NON TROP COPIEUX.

Rations Des hygiénistes ont voulu formuler des rations alimentaires. Ce sont là des calculs théoriques. Les pertes de l'économie varient, en effet, selon bien des circonstances, selon l'état de repos, de fatigue, selon l'âge et le sexe, selon les professions, selon les climats et les saisons ; la quantité d'aliments chargés de réparer ces pertes doit donc varier aussi avec toutes ces circonstances. Pratiquement la faim est notre meilleur guide. **Nous devons quitter la table dès que la faim est assouvie.**

Nature des aliments

Les aliments doivent être encore variés quant à leur qualité. Pour qu'un aliment soit complet, cet aliment doit contenir tous les éléments qui font partie de nos tissus : azotes, hydrocarbures, graisses, sels. Tous ces éléments ont leur destination propre. L'AZOTE et ses composés réparent l'usure des organes, les accroissent, les développent. Les HYDROCARBURES, les GRAISSES fournissent le combustible nécessaire à la production de chaleur, d'énergie, de force, de travail. Les SELS servent à maintenir normale la constitution chimique du sang et autres liquides de l'organisme, troublés sans cesse dans leur formule par les sécrétions salivaires, digestives urinaire, sudorale, etc.

Pris isolément, ces principes ne suffisent donc pas à la nutrition. Ils ne deviennent de véritables aliments qu'à la condition de s'associer entre eux. Or, peu de substances renferment tous ces éléments EN PROPORTIONS SUFFISANTES. Les viandes, très riches en matières azotées, renferment une quantité trop faible d'hydrocarbures ; c'est l'inverse pour les légumes ; les uns et les autres ne renferment pas assez de sels.

De par ses besoins, comme par sa dentition, L'HOMME EST DONC OMNIVORE, et doit tirer ses aliments des trois règnes de la nature : animal, végétal et minéral.

Digestibilité

Avant d'aborder le choix ainsi que la digestibilité et le pouvoir nutritif des principaux aliments, il est bon de remarquer que de grandes différences individuelles existent au point de vue de la digestibilité. Telle personne digère facilement des substances que telle autre ne peut supporter. L'accoutumance permet au paysan de supporter allègrement son alimentation, en général grossière.

I. ALIMENTS TIRÉS DU RÈGNE ANIMAL

Parmi les plus usuels, il existe deux aliments complets : le lait et les œufs.

Lait.

Le lait est souvent falsifié. Ces falsifications sont l'objet de surveillances et analyses spéciales. LE BON LAIT DOIT PROVENIR D'UN ANIMAL ADULTE, SAIN, BIEN NOURRI, ET PAS SURMENÉ. Le lait peut nous communiquer la tuberculose. Aussi la surveillance sanitaire doit-elle s'étendre aux animaux des vacheries, laiteries et beurreries.

En outre, de grandes précautions de propreté doivent être prises pour traire le lait : toilette préalable des mamelles, lavages des récipients à l'eau bouillante, savonnage des mains de la personne qui opère la traite. Si ce lait n'est pas consommé immédiatement, ou si on n'est pas sûr de sa saine provenance, il sera aussitôt soumis à l'ébullition, puis conservé dans un endroit frais, A L'ABRI DES POUSSIÈRES. Mais il ne faut pas le garder plus de 24 heures.

LE LAIT EST DE DIGESTION FACILE. C'est l'aliment naturel des enfants, l'aliment par excellence des personnes malades, débilitées ou convalescentes.

Fromages Avec le lait on fabrique les beurres et les fromages qui offrent les mêmes qualités alimentaires que le lait. Les fromages FERMENTÉS (Roquefort, Brie) ou CUITS (Gruyère, Hollande, Chester) ont l'avantage sur les fromages FRAIS de stimuler les fonctions de l'estomac. CE SONT DES DIGESTIFS qui, pris modérément, concluent avantageusement le repas.

Œufs.

Les œufs forment aussi un aliment complet. Ils sont d'autant mieux digérés qu'ils sont plus frais et moins cuits. Un œuf « à la coque » est léger ; rien de plus lourd pour l'estomac qu'un œuf « dur ».

Crêmes Mêlés au lait, les jaunes d'œufs forment les CRÈMES qui se digèrent d'autant mieux qu'elles sont moins cuites, à condition toutefois de ne pas renfermer trop de farines.

Viandes.

La viande est l'ALIMENT SUBSTANTIEL PAR EXCELLENCE. Elle nous est fournie par les animaux mammifères et les oiseaux. AVANT TOUT, CES ANIMAUX DOIVENT ÊTRE SAINS. Les abattoirs sont généralement surveillés pour écarter de la consommation toute viande provenant d'une bête malade. La tuberculose, le charbon, la ladrerie, les tænias, sont parmi les maladies que peuvent nous communiquer les viandes, qui sont mangées crues ou à moitié cuites.

Viandes de boucherie

La couleur et la consistance de la viande de boucherie varient avec l'espèce dont elle provient. Les viandes de bœuf et de mouton sont ROUGES, celles de porc, veau, agneau et chevreau, sont BLANCHES. Tandis que les viandes de bœuf, de mouton et de porc sont FERMES, celles de veau, agneau et chevreau sont MOLLES.

UNE BONNE VIANDE DOIT SE COUPER FACILEMENT; SA COUPE DOIT PRÉSENTER UNE MOSAÏQUE A GRAIN FIN ET SERRÉ, PARCOURUE PAR DES ARBORISATIONS GRAISSEUSES DE COULEUR JAUNATRE. Elle doit être FRAICHE, SANS ODEUR, JUTEUSE, A JUS LÉGÈREMENT ACIDE. Les régions superficielles doivent présenter une COUVERTURE de graisse, abondante et ferme.

Viandes noires

Il existe aussi des VIANDES NOIRES. Elles

nous sont fournies par les mammifères vivant à l'état sauvage, comme le lièvre, le lapin, le cerf, le chevreuil, le sanglier, et par certains oiseaux aquatiques, comme le canard sauvage et la bécasse.

Valeur nutritive et digestive des viandes.

La chair des oiseaux est en général plus légère, mais moins nourrissante que la chair des animaux.

Les viandes blanches ou viandes jeunes, moins nourrissantes, se digèrent plus facilement que les viandes rouges, et, parmi ces dernières, celle de mouton plus que celle de bœuf.

Les viandes noires sont lourdes et excitantes. Elles favorisent les fermentations intestinales, parce qu'elles contractent facilement la putréfaction dont un premier degré constitue le « fumet » si recherché. Ces fermentations peuvent devenir dangereuses et produire de véritables empoisonnements. **Il ne faut donc pas abuser des viandes noires.**

Enfin sont indigestes certaines viandes infiltrées de graisse, comme celles de porc, oie, canard, chapons et poulardes, engraissés artificiellement.

Le mode de cuisson influe sur le degré de digestibilité d'une même viande. Un aliment doit flatter le goût, l'odorat et la vue. Voilà pourquoi, par son aspect répugnant, la viande CRUE ne fera jamais un bon aliment. Le développement de certains principes odorants rend la viande ROTIE meilleure, plus appétissante et par suite plus digestible. La valeur nutritive du BOUILLI est presque égale à celle de la viande rôtie, mais elle est inférieure par le goût et sa digestion plus laborieuse. Les RAGOUTS et les SAUCES sont indigestes. Cuisson

Le bouillon n'est pas un aliment, c'est un apéritif. Il « ouvre l'estomac », l'incite à bien digérer les aliments que l'estomac reçoit après lui. Le bouillon forme la préface la plus convenable d'un bon repas. Bouillon

Poissons.

Le règne animal nous fournit d'autres aliments : ce sont les poissons, les crustacés, les mollusques. Ces aliments ne peuvent supporter la moindre avarie sans occasionner chez nous de dangereuses intoxications. **Leur**

fraîcheur doit être excessive, vivante.

Le poisson FRAIS est nourrissant ; il est léger, sauf l'anguille, le thon, le maquereau, le saumon, qui renferment beaucoup de graisse. SALÉ ou FUMÉ, le poisson est indigeste. Voilà pourquoi il ne faut pas abuser de la morue, des sardines à l'huile et autres conserves de poisson.

Crustacés.

Les principaux crustacés sont les écrevisses, les langoustes, les crabes. Leurs chairs compactes sont difficiles à digérer. Les écrevisses sont très excitantes, « échauffantes ».

Mollusques.

Huîtres

Les mollusques ou coquillages, comme l'huître, les clovisses, les moules, stimulent l'appétit. Les HUITRES peuvent être pour nous des agents de contagion de maladies intestinales et de la fièvre typhoïde surtout, si les eaux, qu'elles contiennent, proviennent de cours d'eaux infectés et souillés.

Une surveillance sanitaire des plus sévères doit donc être exercée autour des canaux d'irrigation des parcs à huîtres.

Les ESCARGOTS sont lourds. En outre, ils peuvent provoquer des empoisonnements. Il ne faut les manger qu'après les avoir gardés chez soi pendant une durée de dix à quinze jours. Ils se débarrassent pendant ce temps des matières vénéneuses qu'ils ont pu ingérer. Escargots

II. Aliments tirés du règne végétal

Céréales.

Les céréales occupent le premier rang. Le blé nous donne la farine. UNE BONNE FARINE DOIT ÊTRE BLANCHE OU LÉGÈREMENT JAUNATRE, BIEN BLUTÉE, SANS GRUMEAUX, FORMANT AVEC L'EAU UNE PATE FILANTE ; SANS ODEUR, ET SANS SAVEUR ACIDE. Mélangée d'eau, additionnée de sel et de levain, pétrie, après cuisson, la farine donne le pain, **aliment complet le plus nécessaire**. Farine Pain

Le meilleur LEVAIN est la levure de bière. Dans les campagnes, on se sert le plus sou- Levain vent d'un peu de pâte fermentée provenant d'une opération précédente. Ce genre de levain est acide, trop énergique, ce qui empêche la pâte de gonfler, de lever. Le pain qui en résulte est brun, rassis, aigrelet. Il rassasie parce qu'il est indigeste ; il est moins nourrissant, parce qu'il est plus pauvre en gluten, la substance azotée du pain.

Le meilleur pain.

Le PAIN BLANC, dit de première qualité, offre la plus grande valeur nutritive et digestive. La croûte est préférable à la mie. Celle-ci doit être ferme et élastique ; elle ne doit pas coller aux doigts, ce qui est un signe de mauvais pétrissage ou de cuisson incomplète.

Pâtes d'Italie

Les farines rentrent, avec les œufs, dans la fabrication des pâtes, dites d'Italie, comme le vermicelle, le macaroni, les nouilles, les semoules, qui sont d'excellents aliments.

Pâtisseries

Elles rentrent encore dans la composition des PATISSERIES, ordinairement lourdes parce que leurs pâtes ne sont le plus souvent ni assez levées, ni assez cuites. Altérées, les vanilles avec lesquelles on les parfume, ont parfois causé de mortelles intoxications.

L'orge, l'avoine, le seigle, le maïs donnent

des farines bien secondaires. Le seigle expose aux dangers de l'ERGOTISME, dont la principale manifestation est la gangrène des extrémités. Le riz bien cuit est un bon aliment.

Légumes.

LE MOT LÉGUME SERT A DÉSIGNER COURAMMENT DES PLANTES OU PARTIES DE PLANTES QUI SERVENT A L'ALIMENTATION.

Lavages

Les légumes doivent être rigoureusement lavés et nettoyés, surtout quand ils sont mangés crus, comme les radis et les salades. Pour plus de sûreté, on recommande de les laisser séjourner, une demi-heure environ, dans une solution d'acide tartrique à 3 pour 100, désinfection qui est d'ailleurs d'une innocuité parfaite. Les plantes sont souvent enfouies dans la terre, quelquefois même dans le fumier. Or le fumier est le véhicule de toute espèce de mauvais germes, microbes ou parasites.

Digestibilité

Les légumes frais ou cuits se digèrent plus facilement que les légumes secs ou crus. Ces aliments laissent un résidu énorme, excrémentiel, non utilisé, formé par la cellulose ou charpente ligneuse des végétaux. Leur volume favorise mécaniquement la digestion des viandes et du pain, en excitant les mouvements péristaltiques du tube digestif, sorte de brassage ou pétrissage qui opère le mélange intime des aliments avec les sucs digestifs. Pour la même raison, ils combattent la constipation.

Farineux Il y a plusieurs espèces de légumes. Les FARINEUX sont les graines des haricots, pois et lentilles. Ce sont les aliments végétaux les plus complets. Leurs enveloppes les rendent indigestes. On évite cet inconvénient en les servant en purées, tamisées, c'est-à-dire décortiquées, débarrassées de leurs coques.

Féculents Les FÉCULENTS sont plus aqueux et plus pauvres en matières azotées : pommes de terre, navets, betteraves, carottes, tapioca, sagou. Fortement germées, ou altérées, atteintes par ce genre de gangrène à taches noires, qui les ramollit et les ulcère, les vieilles pommes de terre provoquent des intoxications violentes. Il en est de même des pommes de terre nouvelles, encore vertes ou pas assez mûres.

Les HERBACÉS sont les choux, laitues, aubergines, artichauts, etc. Ils comprennent certaines plantes acides et salines, dont il ne faut pas abuser : oseille, tomates, poirée, chicorée. L'ail, l'oignon, le poireau, le piment, le cornichon, par leurs éléments volatils, rentrent dans la classe des condiments. Herbacés

Les CHAMPIGNONS, à l'état sec surtout, constituent un aliment très substantiel. Beaucoup sont vénéneux. Aussi doivent-ils être l'objet d'un choix très prudent et très judicieux. En dehors des connaissances botaniques spéciales que l'on possédera, on fera bien de s'en remettre aux traditions et usages de la contrée. Champignons

Fruits.

Dans le langage usuel, on ne comprend pas sous le nom de fruits, les fruits des céréales ni des légumineuses. Les fruits rendent plus agréable et plus variée la nourriture habituelle. Ils excitent la digestion et calment la soif. Certains sont laxatifs.

On doit peler les fruits avant de les

manger, surtout ceux qu'on achète sur les marchés. S'ils ne peuvent être pelés, comme les fraises, les raisins, les cerises, IL FAUT LES LAVER et les soumettre à l'action d'un courant d'eau assez énergique. Les NOYAUX et les PÉPINS doivent être triés et rejetés. Ingérés en trop grande quantité, ces noyaux peuvent occasionner des coliques, des entérites et même des appendicites.

Variétés

Il faut être sobre de fruits, surtout des fruits HUILEUX, comme la noix et l'amande ; ACIDES, comme les oranges, les citrons ; ASTRINGENTS, comme la banane, la nèfle, le coing, qui exigent une maturité très avancée. Les fruits SUCRÉS, comme les poires, les pommes, les prunes, les pêches, les figues. les dattes, le melon, doivent être mangés dans un état de bonne maturité, à moins de les soumettre préalablement à la cuisson. Trop verts, ils sont acides, causent des indigestions, des embarras gastriques ; trop mûrs, ils provoquent des entérites et diarrhées cholériformes. Les marrons et les châtaignes sont des FÉCULENTS de grande importance. Les graines de cacao, torréfiées, broyées et sucrées, fournissent un aliment complet, très agréable, mais de digestion laborieuse, le

CHOCOLAT. Si la poudre de cacao est généralement plus légère, c'est qu'elle est privée de sucre et débarrassée, en majeure partie, de sa graisse ou beurre de cacao.

III. CONDIMENTS

LES CONDIMENTS ONT POUR OBJET DE RENDRE PLUS SAVOUREUX ET PLUS FACILES A DIGÉRER LES ALIMENTS AUXQUELS ON LES ASSOCIE. Ils activent la sécrétion des sucs digestifs.

Le plus nécessaire est le SEL. Un homme privé complètement de sel, succombe. Tous les liquides de notre corps, le sang au premier rang, renferment du sel. Sel

Le SUCRE est nutritif ; il entre dans une foule de préparations : pâtisseries, confiseries. Il est quelquefois remplacé par le MIEL, qui jouit de propriétés laxatives. On a signalé quelquefois, mais rarement, des miels toxiques. Sucre

Les épices, poivre, moutarde, girofle, safran ; la vanille, la truffe ; le vinaigre ; les huiles, beurres, graisses, constituent autant Epices de condiments. La rancidité de ces derniers, quand elle existe, les rend nocifs pour l'estomac.

Abus **Il ne faut pas abuser des condiments.** Ces assaisonnements sont autant d'excitants qui outrepassent vite leur rôle et provoquent des inflammations si on en use trop : dyspepsies, gastrites, cystites. Les enfants surtout ne doivent pas être gorgés de sucreries, car celles-ci gâtent leur estomac, entraînant des troubles de la nutrition générale qui entravent la croissance et le développement normal de tous les organes.

IV. Conserves

Une bonne boite de conserve doit présenter des parois aplaties, et non bombées ; si on la secoue, on ne doit pas entendre le moindre clapotement.

Les conserves de poisson, à l'huile, sont les meilleures. A moins d'être relativement fraîches, les conserves de viande et de légumes sont de mauvais aliments qui doivent rester aliments d'exception. Les boîtes métalliques devraient être interdites pour la conservation d'aliments acides, comme les tomates.

Toute conserve doit être entièrement consommée dès qu'elle est ouverte.

CHAPITRE II

Boissons

Les boissons sont des aliments liquides, qui répondent au besoin de la soif. IL NE FAUT PAS TROP BOIRE A LA FOIS et, autant que possible, boire peu pendant l'intervalle des repas.

Eau

L'eau est la boisson naturelle. UNE BONNE EAU DOIT ÊTRE FRAICHE, SANS ÊTRE GLACÉE ; RÉCEMMENT PUISÉE ; DÉPOURVUE DE MICROBES ET DE MAUVAIS GERMES ; CONSERVÉE DANS UN RÉCIPIENT FERMÉ ; CLAIRE, LIMPIDE, SANS COULEUR, SANS ODEUR, D'UNE SAVEUR LÉGÈRE ET AGRÉABLE ; ELLE DOIT CUIRE LES GRAINES LÉGUMINEUSES ET DISSOUDRE LE SAVON.

Destinée à la consommation, la GLACE ne doit être fabriquée qu'avec une eau réunissant toutes ces qualités. Mais, sauf indications thérapeutiques, la glace doit servir seulement au rafraîchissement externe de nos boissons.

On distingue les eaux courantes et les eaux stagnantes.

Sources

Les EAUX COURANTES forment les sources et les rivières. Les eaux de SOURCE ont l'avantage d'être limpides et de présenter une température constante. Elles offrent parfois l'inconvénient d'être trop riches en matières minérales. Leur analyse chimique nous éclaire à ce sujet. LES EAUX DE SOURCE SONT LES MEILLEURES et les plus pures au point de vue microbien.

Rivières

Les eaux de RIVIÈRE sont souillées et empoisonnées, sur leur parcours, par une multitude de matières organiques en voie de décomposition. Les fleuves et les rivières reçoivent les égouts qui y déversent toutes nos eaux ménagères et même ordurières. Charriant ainsi tant de mauvais germes, leurs eaux sont dangereuses pour la consommation. Pourtant on est quelquefois forcé de les utiliser. On les purifie alors en les faisant passer à travers des filtres spéciaux, dont les plus simples consistent en une ou plusieurs couches de sable ou de charbon de bois. L'ébullition purifie encore l'eau, car **toute cuisson prolongée détruit les germes microbiens et parasites**. Mais l'eau bouillie est indigeste et désagréable.

Puits

Les eaux stagnantes forment les puits et les citernes. L'eau de PUITS est généralement bonne, pourvu que ces puits soient souvent nettoyés, et qu'ils soient percés loin des étables, fumiers, latrines, cimetières, afin de prévenir les INFILTRATIONS MALSAINES. De faibles proportions de matières fécales, infiltrées dans l'eau des puits, peuvent communiquer la fièvre typhoïde, le choléra, les tænias et vers intestinaux.

Citernes

L'eau des CITERNES est toujours mauvaise. Elle ne doit pas être livrée à la consommation. « IL FAUT SE MÉFIER DES EAUX DORMANTES », est un adage très vrai et très utile au point de vue microbien.

Vin, bière, cidre

Après l'eau, les liquides fermentés, vin, bière, cidre, sont les boissons les plus usuelles. Ces liquides renferment plus ou moins d'alcool. L'alcool est un poison dangereux, **si on en abuse**. Mais l'abus ne défend point l'usage. Le travailleur des champs, les ouvriers du plein air peuvent absorber un litre de vin, à dix degrés, par jour. Un demi-litre suffit au sédentaire, au bureaucrate. On doit absolument interdire aux enfants de boire du vin ou autre liquide fermenté jusqu'à l'âge de trois ans. Enfin **on ne doit jamais boire de vin à jeun**, en dehors des repas, même du vin de quinquina ou autre vin pharmaceutique. Vin

La bière, quand elle est fabriquée avec de l'orge et du houblon, est un bon aliment liquide qui convient aux personnes nerveuses. Bière

Le cidre est rafraichissant quand il n'est pas acide. Cidre

Spiritueux

L'USAGE HABITUEL des boissons spiritueuses doit être proscrit. Ce sont les eaux-de-vie, les liqueurs, les apéritifs. La consommation quotidienne du petit verre **et surtout de l'apéritif**, nous rend alcooliques. L'alcoolisme gâte notre estomac, vicie notre sang, ouvre les portes à la tuberculose, à la folie et au crime. En un mot, l'alcoolisme entraîne la dégénérescence physique et la décadence morale de l'individu, de la race et de la patrie.

Café, thé

Les infusions de thé et de café produisent une stimulation passagère de la circulation, sorte de coup de fouet qui est favorable à l'exercice de nos fonctions et surtout des facultés intellectuelles. Prise après le repas, une tasse de thé ou de café favorise la digestion. En excès, ces infusions énervent, donnent des palpitations, des tremblements, de l'insomnie.

TROISIÈME PARTIE

TRAVAIL

Vivre pour travailler.
Travailler pour vivre.

La vie, c'est le travail.
Le travail, c'est la vie.

L'oisiveté, la paresse engendrent le vice, le vice engendre la maladie.

« La plus forte somme de santé est acquise à la plus forte somme de vertus, et la plus grande somme de maladie accompagne la plus forte somme de vices. »

Travail.

Le travail est nécessaire à l'homme, non seulement comme SOURCE DE GAIN ET DE BIEN-ÊTRE, le garantissant des privations, mais aussi POUR LE MAINTIEN DE LA SANTÉ.

La fonction fait l'organe et réciproquement l'organe fait la fonction. Tout organe qui ne fonctionne pas, s'engourdit, se paralyse, s'atrophie. Tout être vivant, qui ne travaille pas, s'étiole, dégénère.

De plus, il se vicie. Le travail est, en effet, le meilleur garant des mœurs comme de la santé. L'oisiveté est la mère de tous les vices. Or, le vice est l'ennemi de la santé.

La morale s'accorde donc avec l'hygiène pour reconnaître la nécessité du travail.

Le travail est encore un DEVOIR SOCIAL. La société est une grande famille dont les membres sont solidaires. Ceux-ci se doivent aide et protection réciproques. Le devoir nous impose de subvenir aux besoins de nos semblables trop jeunes ou trop vieux pour travailler, invalides, infirmes ou déshérités. Le riche doit travailler à secourir et à améliorer la situation du pauvre. Tous deux, par leurs moyens, ont le devoir d'accroître la prospérité et la gloire de leur commune patrie.

Tout homme doit donc se rendre utile ; **tout homme doit travailler.**

Professions. Récréations.

Nos professions se divisent en intellectuelles ou manuelles. L'inconvénient général de chacune de ces professions est de n'exercer qu'un groupe d'organes. Les occupations intellectuelles, ordinairement sédentaires, nous obligent à reléguer au second rang les exercices physiques. De son côté, l'ouvrier néglige le plus souvent la culture de ses facultés intellectuelles. Or, LA SANTÉ EXIGE LE DÉVELOPPEMENT HARMONIEUX, PROPORTIONNEL DE TOUS NOS ORGANES.

L'hygiène commande donc de rétablir l'équilibre, d'un côté par les promenades, les jeux, la gymnastique ; de l'autre, par des lectures, des conférences, des cours d'adultes.

Promenades Sports.

Les promenades à la campagne sont très utiles aux intellectuels, aux écoliers et aux ouvriers d'atelier. L'aspect des grands horizons repose la vue, toujours fatiguée par le travail de près. L'air pur qu'ils y respirent vivifie et rafraîchit le sang. La marche, les exercices physiques, les sports, dégourdissent leurs membres, « dérouillent » leurs organes. La rouille du corps, c'est l'obésité, la goutte, le diabète, l'artériosclérose.

Cours d'adultes

D'autre part, la fréquentation des cours d'adultes ne saurait être trop recommandée aux ouvriers. Ils y trouvent le bénéfice d'une instruction toujours profitable ; ils échappent ainsi à l'ennui des longues veillées d'hiver et de tant d'heures de loisir, qui ne les entraînent que trop souvent dans les cafés, source d'alcoolisme, de maladie, de ruine.

Tous ces exercices supplémentaires constituent, pour les uns et les autres, autant de distractions ou périodes de repos. Aussi ne doivent-ils pas être poussés jusqu'à la fatigue. Ces récréations doivent être d'autant plus fréquentes que les individus sont plus jeunes et le travail plus fatigant. C'est pourquoi on a institué les vacances, les congés, le repos du dimanche.

Surmenage. Repos.

Il faut, en effet, éviter LE SURMENAGE, QUI CONSISTE EN DES EFFORTS EXAGÉRÉS OU TROP LONGTEMPS SOUTENUS. Comme tout excès, l'abus du travail épuise et raccourcit la vie. D'ailleurs aucun travail ne peut être soutenu d'une façon incessante.

En dehors des distractions ou récréations, qui ne sont qu'une variété de travail atténué, l'homme est obligé d'interrompre ses occupations pour s'alimenter et permettre à la digestion de s'opérer. Tout effort physique ou moral trouble cette fonction. Aussi le travail ne doit-il être repris que lorsque la digestion est à peu près faite. Le sédentaire profitera de ce moment pour se promener, sauf avec les températures extrêmes, plus dangereuses au moment de la digestion.

Sommeil.

Enfin, l'homme doit abandonner son travail pour se livrer à ce complet repos qu'on nomme le sommeil. A l'entrée de la nuit, les forces s'affaiblissent, l'attention diminue, les sens s'émoussent, et nous sommes invités au sommeil. LE SOMMEIL EST LA CESSATION RÉPARATRICE DES FONCTIONS DE RELATION.

N'étant plus troublées par les actes de la vie de relation, impressions, pensées, mouvements, les fonctions végétatives de nutrition s'exécutent avec plus de facilité. Aussi, la durée du temps consacré au sommeil, dans les diverses périodes de la vie, est-elle en raison directe des besoins d'assimilation, de réparation, de croissance de l'individu. Le nourrisson ne fait que dormir et manger ; l'enfant passe à dormir la moitié de sa vie ; le convalescent de même ; l'adulte ne consacre guère plus du tiers de son temps au sommeil.

Il ne faut pas résister, le soir, au besoin de sommeil. Les veilles, trop prolongées ou trop fréquentes, sont des excès très nuisibles.

Nous devons nous mettre, pour dormir, à l'abri des variations nocturnes de la température atmosphérique. Les fonctions étant ralenties pendant le sommeil, notre organisme ne peut lutter contre le froid. Mais il ne faut pas tomber dans l'excès contraire et provoquer la transpiration, qui affaiblit. N'employons pas trop de plumes, trop de duvets, de couvertures.

Le lit doit être ni trop dur, ni trop mou, dans une chambre bien aérée, loin des murs et des alcôves, sans rideaux fermés, qui s'opposent au renouvellement de l'air.

Le sommeil ne doit pas être prolongé outre mesure. SE LEVER TÔT, COMME SE COUCHER TÔT, sont deux principes de saine hygiène.

Conclusions.

— Soyez propres et soyez sobres.

— Soyez propres sur votre corps, sur vos vêtements, dans vos habitations.

— Soyez propres et soyez sobres dans votre alimentation.

— Alimentez-vous sainement et suffisamment.

— Soyez sobres dans le travail, mais fuyez la paresse et l'oisiveté.

— Fuyez tout excès.

— Tels sont les grands principes qui dominent toute l'hygiène.

A l'application de ces principes, joignez la pratique des sages préceptes de la morale et vous vivrez bien et longtemps, car vous aurez réalisé l'antique formule :

Mens sana in corpore sano.

Addenda. Désinfections.

Savonnage et brossage avec eau bien chaude, suivis de lavages dans la solution de sublimé à 1 pour 1000, ou de phénosalyl à 1 pour 100, ou de sulfate de cuivre à 2 pour 100. Des mains

Bains savonneux suivis de lavages avec la solution de sublimé à 1 pour 1000, ou immersion dans un grand bain renfermant 10 à 15 grammes de sublimé, baignoire en bois ou fonte émaillée. Du corps

Les laisser séjourner une demi-heure au moins dans l'eau maintenue en ébullition, additionnée de cristaux de soude, potasse, ou cendres. Lessive consécutive. Des linges

Etuve, ou séjour de deux heures dans un four de boulanger bien chauffé et humidifié par un dégagement de vapeurs d'eau. Des habits ne pouvant supporter ces lavages

Lavages à la solution de sublimé à Des meubles

1 pour 1000. Renouveler les peintures, cires ou vernis.

Livres — Vapeurs de formol sous pression (appareil Bosc).

Ustensiles vaisselle. — Les laisser une demi-heure dans l'eau maintenue en ébullition, additionnée de cristaux ou de cendres.

Excréments — Solution de sulfate de cuivre à 5 pour 100, ou sublimé à 1 pour 1000, ou chlorure de zinc à 10 pour 100, celle-ci spéciale pour les crachats.

TABLE DES MATIÈRES

DEUXIÈME PARTIE

Aliments tirés du règne végétal.

TROISIÈME PARTIE

Dr DEGRAVE.

Buzançais (Indre), Imprimerie F. Deverdun.

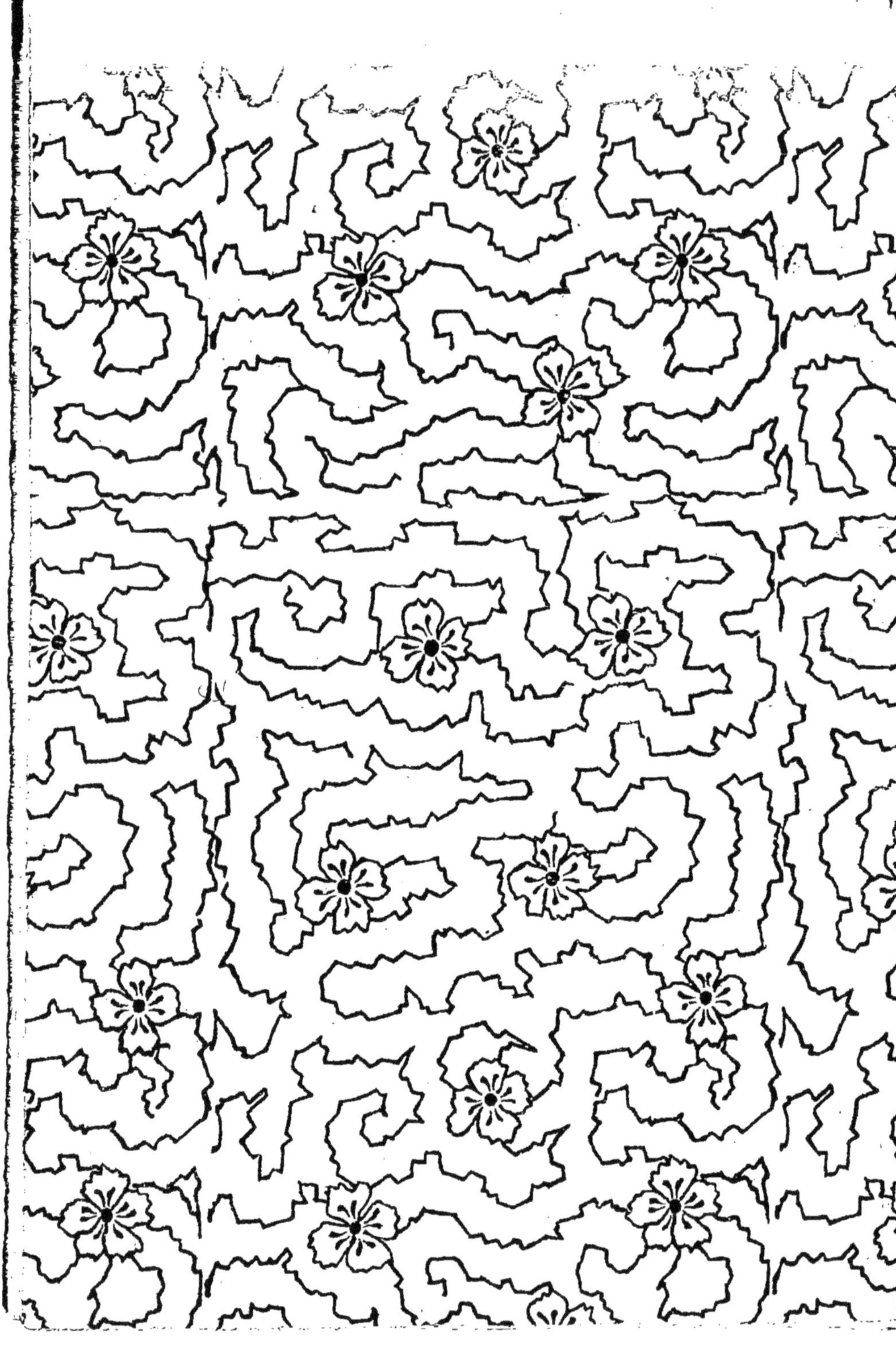

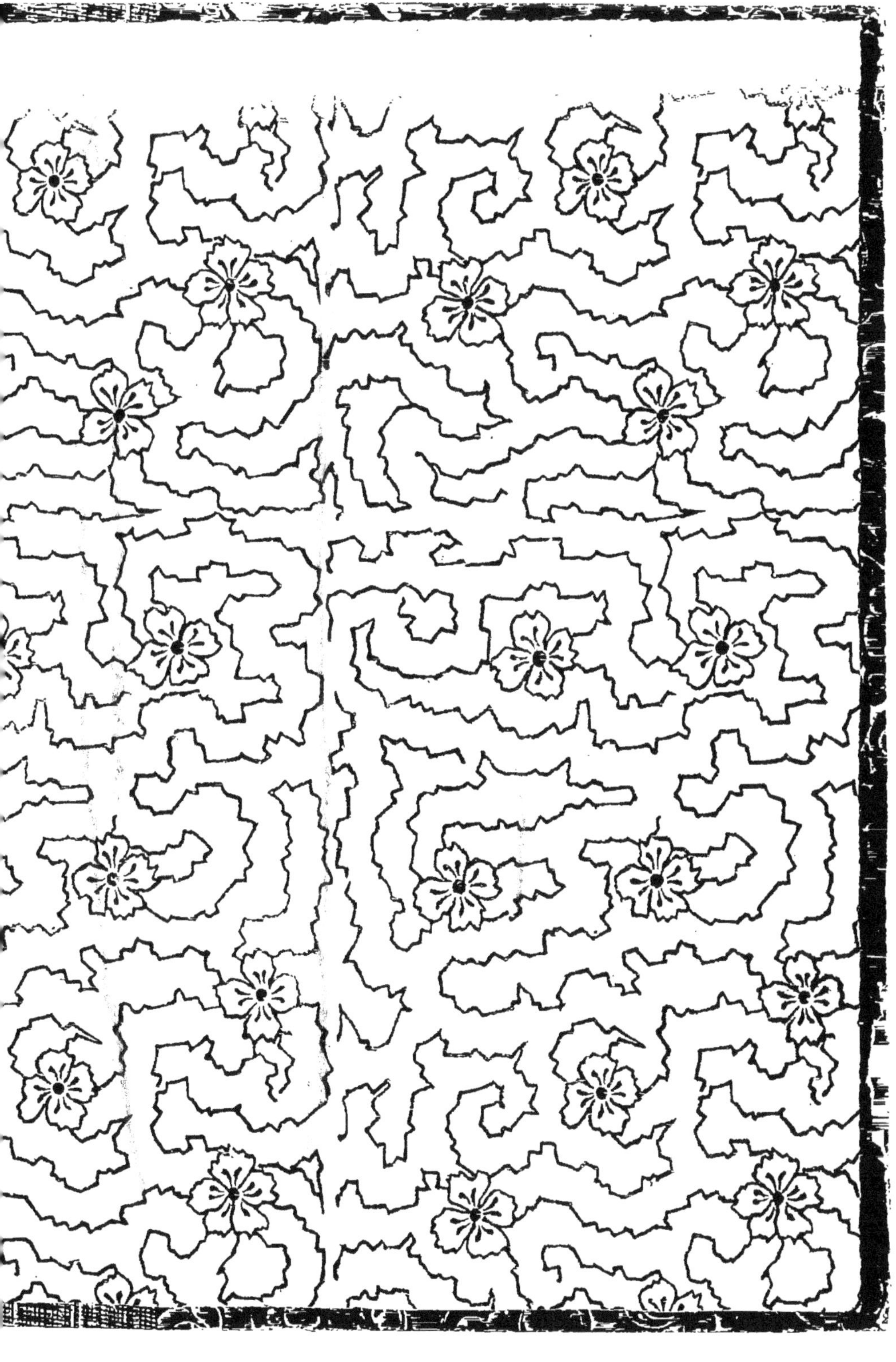

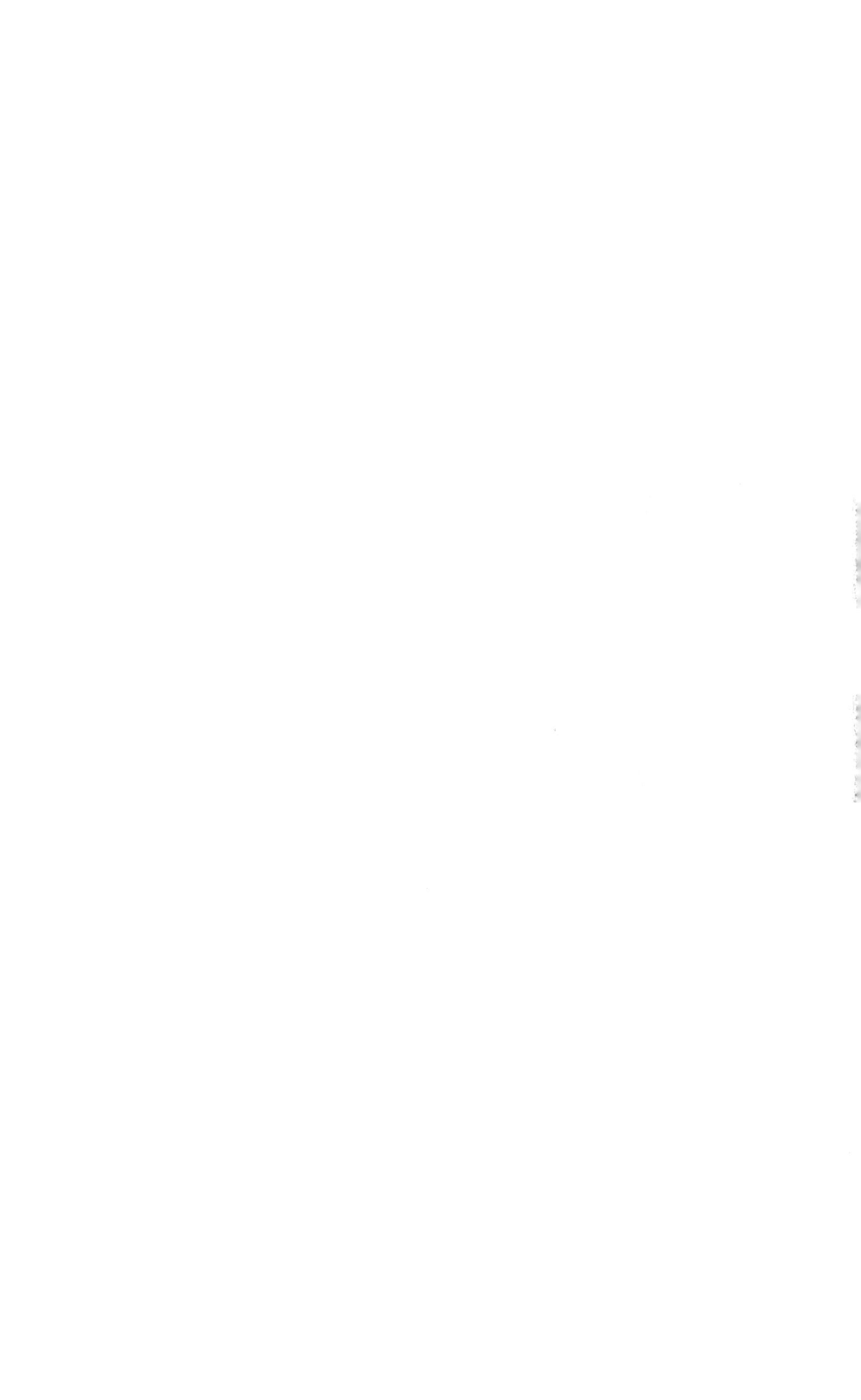

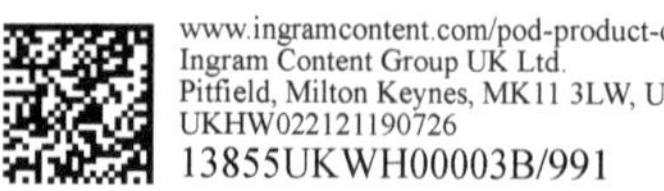
www.ingramcontent.com/pod-product-compliance
Ingram Content Group UK Ltd.
Pitfield, Milton Keynes, MK11 3LW, UK
UKHW022121190726
13855UKWH00003B/991

9 782012 988750